CRÔNICAS DE UMA PANDEMIA

Editora Appris Ltda.
1.ª Edição - Copyright© 2022 do autor
Direitos de Edição Reservados à Editora Appris Ltda.

Nenhuma parte desta obra poderá ser utilizada indevidamente, sem estar de acordo com a Lei nº 9.610/98. Se incorreções forem encontradas, serão de exclusiva responsabilidade de seus organizadores. Foi realizado o Depósito Legal na Fundação Biblioteca Nacional, de acordo com as Leis nºs 10.994, de 14/12/2004, e 12.192, de 14/01/2010.

Catalogação na Fonte
Elaborado por: Josefina A. S. Guedes
Bibliotecária CRB 9/870

P477c
2022
	Petean, Antonio Carlos Lopes
	    Crônicas de uma pandemia / Antonio Carlos Lopes Petean.
	1. ed. - Curitiba: Appris, 2022.
	    59 p. ; 21 cm.
	
	    ISBN 978-65-250-3215-3
	
	    1. Crônicas brasileiras. 2. Isolamento social. 3. Sofrimento 4. Envelhecimento. 5. Pandemia. I. Título.
	
	                                                  CDD – 869.3

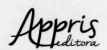

Editora e Livraria Appris Ltda.
Av. Manoel Ribas, 2265 – Mercês
Curitiba/PR – CEP: 80810-002
Tel. (41) 3156 - 4731
www.editoraappris.com.br

Printed in Brazil
Impresso no Brasil

Antonio Carlos Lopes Petean

CRÔNICAS DE UMA PANDEMIA

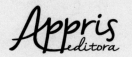

FICHA TÉCNICA

EDITORIAL	Augusto V. de A. Coelho Marli Caetano Sara C. de Andrade Coelho
COMITÊ EDITORIAL	Andréa Barbosa Gouveia (UFPR) Jacques de Lima Ferreira (UP) Marilda Aparecida Behrens (PUCPR) Ana El Achkar (UNIVERSO/RJ) Conrado Moreira Mendes (PUC-MG) Eliete Correia dos Santos (UEPB) Fabiano Santos (UERJ/IESP) Francinete Fernandes de Sousa (UEPB) Francisco Carlos Duarte (PUCPR) Francisco de Assis (Fiam-Faam, SP, Brasil) Juliana Reichert Assunção Tonelli (UEL) Maria Aparecida Barbosa (USP) Maria Helena Zamora (PUC-Rio) Maria Margarida de Andrade (Umack) Roque Ismael da Costa Güllich (UFFS) Toni Reis (UFPR) Valdomiro de Oliveira (UFPR) Valério Brusamolin (IFPR)
SUPERVISOR DA PRODUÇÃO	Renata Cristina Lopes Miccelli
ASSESSORIA EDITORIAL	Manuella Marquetti
REVISÃO	Luciana Nogueira Duarte
PRODUÇÃO EDITORIAL	Bruna Holmen
DIAGRAMAÇÃO	Bruno Ferreira Nascimento
REVISÃO DE PROVA	Bianca Silva Semeguini
CAPA	Sheila Alves
COMUNICAÇÃO	Carlos Eduardo Pereira Karla Pipolo Olegário Kananda Maria Costa Ferreira Cristiane Santos Gomes
LANÇAMENTOS E EVENTOS	Sara B. Santos Ribeiro Alves
LIVRARIAS	Estevão Misael Mateus Mariano Bandeira
GERÊNCIA DE FINANÇAS	Selma Maria Fernandes do Valle

SUMÁRIO

É UM MAU HÁBITO NÃO OUVIR .9

ENVELHECER COM GABO 13

NA QUARENTENA COM O MARQUÊS DE SADE 15

SOBRE O PENSAMENTO BINÁRIO,
A BÍBLIA E O BRASIL ATUAL 17

POÇO 19

O INSTANTE 21

FALANDO SOBRE MÁSCARAS 23

IR OU NÃO ÀS RUAS? 25

GRANDES REDES, GRANDÍSSIMOS NEGÓCIOS 27

A MORTE, A MEMÓRIA E A PANDEMIA 29

O QUE OUVI NESSA PANDEMIA? 31

ESTRANGEIROS TODOS NÓS 33

LÁGRIMAS DE GABRIELA 35

SOBRE JULGAR 38

SOBRE A GUERRA NOSSA DE CADA DIA 40

SOBRE NOSSO EXÍLIO 42

FOMOS AVISADOS 44

INSÔNIA 46

MAS QUE CORAGEM, MENINA!. 48

A TEMPERATURA PSÍQUICA. 51

SUBVERSÃO 53

SILENCIAR. 55

PERGUNTAS. 57

Os flagelos, na verdade, são uma coisa comum, mas é difícil acreditar neles quando se abatem sobre nós. Houve no mundo igual número de pestes e de guerras. E contudo, as pestes, assim como as guerras, encontram sempre as pessoas igualmente desprevenidas.

(Albert Camus, A Peste)

É UM MAU HÁBITO NÃO OUVIR

São Paulo, 10 de março de 2020

Hoje saí da aula mais cedo, muito cansado, porque a exposição que fiz sobre o conceito de inimizade em Schopenhauer gerou reflexões angustiantes em todos que se dispuseram a me ouvir e a trocar experiências. Um tema delicado, mas que me despertou para questões próprias desse mundo, no qual as pessoas se escondem atrás de todos os tipos de aparelhos. "Geringonças" que permitem que muitos atuem nas sombras, atacando, defendendo e revelando aquilo que gostaríamos de negar. No princípio, a minha exposição não estava despertando interesse nos alunos; entretanto, como o problema da inimizade envolve relações políticas e afetivas, logo senti que todos, aos poucos, começaram a se envolver. Alguns disseram que o assunto era sedutor, mas angustiante. Num determinado momento, todas as vozes tornarem-se altas, revelando certo fervor, como o calor que principiara logo cedo.

A manhã começara quente, ensolarada e, pelo calor dos debates, combinado ao clima, creio que minha aula tenha sido um momento catártico para a turma. O clima que contribuiu para isso pode ser o atual momento de incertezas que afeta a todos, tornando os nossos medos bem mais presentes, visíveis e significativos em nossas relações. Isso, certamente, está intensificado na atual geração, como pude perceber.

Ao tratar da inimizade, o sentimento de medo apareceu durante os debates e percebi que a maioria dos jovens são temerosos e refratários a aproximações: isto é um fator que limita suas vidas, restando relações que se efetivam por meio das telas dos notebooks, dos celulares e de outros bens tecnológicos desejáveis e invejados socialmente por aqueles que não têm como se inserir no mercado. Depois da exposição sobre o filósofo alemão, vários alunos me pediram para discorrer sobre a inimizade no dia a dia do mundo contemporâneo. Pediram-me que desse exemplos, soluções para superar o distanciamento e os preconceitos que nos colocam em situação de oposição, medo e desconfiança em relação ao outro. Creio que eles esperavam, quem sabe, uma fórmula de bem viver e, assim, não terem receio de aproximações, afetos e inimigos. Esse pedido foi quase uma súplica por parte dos alunos.

Achei essas preocupações, que surgiram durante minha exposição, extremamente válidas e pertinentes, mas disse a eles: "meus caros, um mundo no qual não haja inimizades é um mundo desumano". Percebi, então, que eles não entenderam esta afirmação. Tentei explicar-lhes, falando de forma mais direta, polida e simples – e isso quer dizer que fui direto ao assunto e sem rodeios. Então imaginei uma situação na qual um grupo de meninas discutia com um grupo de meninos para que cada um entendesse o assédio pela percepção do outro gênero.

Todos os alunos e alunas dessa turma são ingressantes na universidade. Fiquei intrigado para saber o que entendiam por assédio e, também, o que pensavam da sedução e da sensualidade. Separei a sala em dois grupos, de um lado os homens e, do outro, as mulheres. Mesmo sabendo que essa divisão não atende a todos, comecei a instigar a imaginação de ambos, para que me respondessem o que significava assédio para eles, e quais casos podiam ser classificados como tal. Uma garota, pertencente a um coletivo feminista da universidade, relatara que havia sofrido assédio de seu professor e, imediatamente, outra relatara caso semelhante, mas não na universidade. Em seguida, outra me descreveu o que ela sentiu, quando sofrera o abuso na escola onde ela havia cursado o segundo grau. Os relatos de casos se multiplicaram e, para todas, segundo percebi em suas falas, os homens eram potencialmente os assediadores. Compreendendo seus traumas e temores, perguntei a elas, na frente dos rapazes, como elas definiam aquele que era um assediador, a princípio. A mais hábil na arte da retórica, mais experiente do grupo, e com um bom recurso, digamos carisma, logo disse que quando ela percebe que um homem lhe tece muitos elogios, principalmente em relação ao corpo, ela já desconfia; então, procura se afastar e não pensa em conhecer aquela pessoa. E também disse que não há segunda chance. Após a sua fala, outra seguiu seus argumentos, reforçando-os. Tornou-se inevitável que eu perguntasse aos meninos como eles se aproximavam das meninas, principalmente daquelas por quem eles se interessavam ou se sentiam mais atraídos. Todos os meninos ficaram mudos, então voltei a perguntar, ou melhor, insisti, e eles continuaram mudos.

Como estudei um pouco de análise do discurso, sei que o silêncio diz muito, por isso inferi que alguma coisa não estava bem, e não me pareceu inibição dos meninos. No momento, resolvi fazer essa mesma pergunta, não mais em público, mas individualmente e longe dos grupos. Chamei alguns garotos, distante dos grupos, e repeti a pergunta. Os meninos se soltaram e um deles me disse que tinha medo de se aproximar, pois um dia, quando convidou uma das meninas para sair, as outras logo a advertiram do perigo que ela estaria correndo, o que fez a menina recusar. Ele relatou que assim mesmo continuou insistindo, o que gerou ameaças das outras; por fim, ele terminou me dizendo que nunca mais se aproximou daquela garota. Disse-me, ainda, que o convite para sair era apenas para tomar um displicente sorvete, que insistira, sim, pois tinha interesse na menina, mas que acabou se arrependendo do convite. Ele ainda me disse que fez o convite tecendo elogios a ela, que foram vistos como um assédio.

Outro jovem contou que certa vez pegara na mão de uma garota com a intenção de demonstrar que estava interessado nela e dizer-lhe, sem rodeios, que a desejava. Terminou me relatando que esta palavra lhe rendera discursos furiosos na cantina, feito por meninas que o acusaram de ser assediador. Bem, perguntei-lhes como deveria ser uma aproximação para não ser interpretada como assédio e eles responderam que não saberiam dizer, que o medo da exposição pública, da condenação, levava-os a se retraírem cada vez mais e a não se arriscarem.

Voltei-me ao grupo de meninas e, separadamente, perguntei a cada uma delas como um garoto deveria se aproximar para não ser condenado a assédio. Elas se embaraçaram, porém uma me disse: "professor, a gente percebe". Mas ela se esqueceu de dizer como é esse... percebe. E eu fiquei sem saber como realmente percebem. Voltei-me para aquelas duas meninas que relataram o assédio que haviam sofrido de seus professores e perguntei como lidaram com isso. Elas me disseram que procuram esquecer e, até hoje, se distanciam daqueles seus antigos mestres, e que agora estão sempre advertindo as amigas dos possíveis perigos que estão correndo. Eu continuei procurando saber quais os sinais que as levam a acreditar que aquele, ou aquele outro, é um assediador. Elas perderam a inibição e me contaram detalhadamente o que ocorrera com elas.

Percebi, durante seus relatos, que nós, professores, que somos de outra geração, temos muito que ouvir, conceder espaço para que falem e, assim, estabelecer uma ponte, um diálogo aberto e franco entre eles e, também, entre eles e nós, pois o machismo atinge a todos, assim como os medos e as inibições. Então me voltei para Schopenhauer e disse aos alunos e alunas que esse filósofo envelhecera sozinho, percorrendo as ruas de Viena, apenas na companhia de seu cachorro. Ao terminar minha fala, uma aluna disse: "está vendo, professor... os medos, a solidão, não são próprios de uma geração, mas talvez das pessoas". Depois, fui para casa pensando no que ela disse, mas sem um cachorro, sabendo que não estou em Viena, e não tenho semelhanças com o filósofo alemão. Mas morro de medo de adoecer, de ser contaminado por um vírus, ou pela solidão. Inevitável!

E, ao chegar à minha casamata, contei os dias que faltavam para as próximas férias e fiquei pensando se o prazer da leitura será o único que me restará quando a velhice bater à porta, entrar, e acomodar-se no sofá. Por isso, escolhi o lugar que visitarei, antes que a insegurança domine meu corpo, que minhas pernas não respondam aos meus desejos, ou que alguma epidemia se globalize e me impeça de viajar. Bem, alguns rumores sobre uma possível pandemia já atravessaram os oceanos e cruzaram os céus. Mas, como eu disse: "o silêncio diz muito".

ENVELHECER COM GABO

Nas obras *Memória de minhas putas tristes* e *O amor nos tempos do cólera*, Gabriel Garcia Márquez descreve de forma irônica os sinais da velhice. Para mim, essas obras, não contêm uma exaltação lúdica do envelhecer. Em várias passagens, dessas duas pérolas da literatura, Gabo (como gostava de ser chamado) apresenta ao leitor o que ele imagina ser os sinais da velhice, e, ao expô-los, revelou seu olhar nada positivo sobre a chamada "bela idade". Quanto aos sinais? São simples. Na obra *Memória de minhas putas tristes* Gabo, insinua, sutilmente, que um dos sintomas da velhice é quando percorremos a casa procurando os óculos, e não nos damos conta de que ele está acima do nariz; ou relacionando-a com a "corrosão da memória", ou relacionando o uso da bengala com o termo "incerteza dos passos", certamente Gabriel Garcia Márquez não faz um retrato lúdico da velhice. Na obra *O amor nos tempos do cólera*, o personagem Jeremiah de Saint-Amour, inválido de guerra, "um órfão das pernas" se suicida. Ele sempre dizia que a velhice é um "estado indecente", que deve ser detido a tempo. Ele a deteve.

Analisando as obras, conclui que, quando eu não conseguir vestir-me sozinho, ou quando perceber que as dores no corpo não desaparecem, apenas mudam de lugar, aí sim, terei certeza de que estou velho. Um desses sintomas eu tenho. O mais irônico é a relação da velhice com o termo "paz sexual", presente na obra *O amor nos tempos do cólera*. Por isso, penso que, se todos tivessem a coragem de Jeremiah de Saint-Amour não haveria preocupação com a reforma da previdência – os liberais ficariam em silêncio, festejando, satisfeitos com a epidemia de suicídios. Afinal, estariam isentos, dificilmente seriam culpabilizados. E, não teriam que dizer, em plena pandemia causada pelo Sars-coV-2: "vamos aproveitar para passar a boiada!".

Não discordo das sutis colocações de Gabo sobre a velhice, mas quanto ao suicídio, sei lá, ainda não pensei sobre esse tipo de finitude. Entretanto, reflito se o prazer da leitura é o único que me restará quando a velhice bater à porta, entrar, e acomodar-se no sofá, depois da pandemia. Bem, tudo depende do tempo que esse tal Sars-coV-2 demorar por aqui, pois, se ele fizer uma estada prolongada, a velhice não esperará e terei que comprar mais livros.

NA QUARENTENA COM
O MARQUÊS DE SADE

Em *Os infortúnios da virtude*, obra do marquês de Sade, a virtude e a perversidade são apresentadas ao leitor por intermédio das irmãs Justine e Juliette. Uma é a encarnação da bondade, da sinceridade e de todas as virtudes nobres, a outra encarna a libertinagem perversa. Sade nos apresenta os extremos da "natureza humana". De um lado os sentimentos bons e virtuosos e do outro a perversidade. A intenção do autor foi demonstrar que aqueles e aquelas que incorporam a bondade e as virtudes são os que mais sofrem, afinal ser bom e virtuoso num mundo cruel, e repleto de seres perversos, é doloroso. Além disso, o marquês, mantendo-se fiel ao realismo, diz, por intermédio de Justine, que a bondade e a virtude são sempre testadas, e submetidas às provas mais cruéis e dolorosas.

O ato de provar é constante, acompanha a vida dos bons, até o fim. É provável que manter-se virtuoso e bondoso a vida inteira desencadeia prejuízos e sofrimentos que acompanham o vir a ser de todos que seguem esse caminho. Enquanto a perversidade não tem que ser provada, nem submetida a testes. O perverso não sofre, sente prazer com suas maldades; aliás, o perverso se delicia e goza com as maldades que pratica. Esse é o dualismo que o marquês nos apresenta em sua obra. O virtuoso e bondoso trilha um caminho repleto de sofrimentos enquanto o perverso libertino encontra o prazer nos seus atos. No entanto, um não vive sem o outro, pois o perverso necessita dos bons e virtuosos para exercer sua perversidade. Sade rompe com a tradição das luzes rousseauniana, amparada pela ideia do homem bom por natureza. E, o que vivemos hoje é essa dualidade de forma extrema, pois ser virtuoso e bondoso nesse mundo pandêmico é seguir as regras sanitárias, e sentir o sofrimento físico e psíquico que o isolamento causa. Enquanto isso, os sádicos continuam circulando e, pior: administrando os incêndios, as contaminações, as residências presidenciais, envenenando a sociedade e ditando uma agenda algoritimizada.

SOBRE O PENSAMENTO BINÁRIO, A BÍBLIA E O BRASIL ATUAL

O pensamento binário ou olhar binário não é próprio da modernidade ou da pós. Ele é muito antigo e foi uma das armas da inquisição. Para os fiéis defensores do mundo cristão romano, todos que não seguiam os princípios defendidos por Roma estavam dominados ou a serviço do demônio. No Brasil, a mesma lógica está muito presente. Na obra *Introdução ao fascismo*, Leandro Konder afirma que nem todo regime conservador é fascista; prosseguindo no raciocínio, nem todo movimento ou regime ditatorial pode ser considerado fascista, assim como nem sempre a direita é fascista. Bem, parto daí para dizer que nem todos os partidos e políticos de direita são fascistas, pois há uma direita liberal, uma social-democrata, outra cristã, mas todos no campo da direita defendem o capital, o *status quo* reinante. Do outro lado, os fascistas nacionais olham para os críticos e opositores do governo e dizem: "são de esquerda, são petistas, são lulistas". Para os fascistas nacionais, todos os opositores do mito são de esquerda, toda esquerda é petista e todos os petistas são "lulistas", colocando no mesmo caldeirão Globo, Folha de São Paulo, jornal Estadão, OMS, ONU, todos os partidos e cidadãos que fazem oposição ao atual governo – até Ana Maria Braga, Faustão e, agora, Lobão. Algumas igrejas evangélicas e alguns cristãos também são dominados pelo pensamento binário e, para estes, todas e todos que possuem outra fé estão do lado do demônio, mesmo os ateus. A forma de olhar binária não é de direita, ou esquerda, é antiga, muito antiga e está presente em todos os campos políticos, sendo responsável por trincheiras, preconceitos, intolerâncias, e impossibilidades de diálogo. As manifestações que os fascistas fizeram, ontem, dia primeiro de maio de 2021, são um bom exemplo do pensamento binário, pois as faixas pediam o fechamento do STF. Os "gritos e palavras de ordem" relacionavam a rede Globo com a esquerda, pediam intervenção militar para colocar fim às oposições, identificadas com o Partido dos Trabalhadores e por aí vai! Sobre essa forma de olhar, penso se a "sagrada escritura" seria responsável por ele. Na obra *Do ódio*, o filósofo romeno Gabriel Liiceanu, descreve uma passagem bíblica interessante para refletirmos sobre o pensamento binário. Diz Liiceanu que, no Apocalipse, 3, 18, sai da boca de João um aviso para as comunidades cristãs, ou às sete igrejas: "quem é apenas morno não vai ser recebido no Espírito Santo, mas será vomitado de sua boca; e tu que não és frio, nem quente, será vomitado". Por isso, pergunto: o apocalipse contém o pensamento binário?

É inegável que o quente e o frio são os extremos, os polos da vida psíquica, moral e política dos cidadãos e cidadãs. E, em momentos de radicalização, onde há mais nuvens e medos que um céu claro, todos tendem ao pensamento binário. Ernest Hemingway disse que se preocupava mais com quem estava do seu lado nas trincheiras do que com a guerra em si. Essa é a questão: quem está contra os fascistas?

POÇO

Penso que a vida é um poço profundo que percorremos do nascer ao morrer. A velhice é estar no espaço mais profundo desse poço, desconhecido por nós. Um lugar a que nem todos chegam, cuja profundidade não conhecemos, nem o que tem e o que encontraremos por lá, se é que existe algo a ser encontrado. Entre o nascer e o morrer, há uma longa ou curta queda. Impossível saber. E, imaginando a vida como um profundo e desconhecido poço, procuro entender o comportamento dos velhos boêmios da minha cidade que continuam perambulando pelos bares, como se não houvesse uma pandemia. Tento encontrar as razões que levam esses senhores a não cumprirem as regras sanitárias.

Ontem eu observava, debruçado na janela do meu quarto, velhos boêmios bebendo no bar próximo de casa. Tranquilos e falantes, eles não demonstravam preocupação. Enquanto eu, ansioso, preocupado, observando e procurando explicações, pensei: estou no segundo ano dessa minha reclusão, dessa quarentena eterna... e sei que nem a vacina alterará meu dia a dia, afinal, todas são provisórias, não têm imunidade cem por cento, e nem creio nessa imunidade de rebanho.

Então, tomado por essa reflexão, a questão que novamente vem à minha cabeça é: não viverei mais do que já vivi, nem temporalmente, nem em intensidade; portanto, se eu morrer amanhã, em plena quarentena, terei desperdiçado os poucos anos que me restam? Creio que esta pergunta os velhos boêmios, tranquilos, já responderam. Não creio que seja uma pergunta individualista ou egoísta, e que eu possa assim ser definido, afinal sempre levei alimentos para aqueles que necessitam de ajuda. Com forte indignação, combato o racismo, os preconceitos; e as injustiças me incomodam. Mas penso no curto tempo que tenho e se agora o estou encurtando ainda mais. Acredito que muitos se indagam sobre estar e permanecer em quarentena, mas insistem, continuam reclusos.

Penso que não devemos esperar por algum tipo de recompensa por nosso esforço, assim como não devemos nos iludir, acreditando que tudo voltará ao normal. Contudo, se o normal não voltar, teremos que nos adaptar para irmos a bares, bancos, praças, restaurantes e praias. Uma nova vida nos aguarda e, se quisermos viver um pouco mais felizes, teremos que arriscar. Ao apresentar essas reflexões a uma amiga, eu também disse a ela: não tenho responsabilidade com filhos nem com parentes idosos, pois esses já percorreram o poço. Pensativa, ela fez a seguinte colocação: "mas você tem responsabilidade com a sociedade, com a humanidade!" Fiquei uns minutos em silêncio, e disse: "humanidade é um conceito muito abstrato, como tantos outros que contribuem para nossas ilusões e equívocos de interpretação". Ela sorriu, e partiu muda.

O INSTANTE

Hoje, em plena pandemia, dia 9 de maio de 2021, terminei de reler *O amor nos tempos do cólera*, de Gabriel Garcia Márquez e reinicio a leitura da obra *O verão perigoso*, de Ernest Hemingway, que trata da arte da tauromaquia. Já li outros livros desses autores e penso nas diferenças que eles assinalam. Uma delas é a forma como o envelhecimento é abordado. Penso que Márquez é muito realista, mas sarcástico e um tanto cruel com a velhice. Ele a descreve de forma irônica, porém triste e melancólica. O envelhecer, para Gabo, não é romantizado, pois seus personagens sofrem com a idade, com o esquecimento e com os desejos condenados pelo tempo. O imaginário sobre o envelhecimento, embora me incomode, me faz pensar em tudo que vivi e o que não voltarei a viver, pois as mutações do corpo são cruéis e condenatórias. E, nessa pandemia, acenturaram-se.

Já em Ernest Hemingway, os personagens principais não envelhecem – a velhice é invisível. Os personagens vivem "o aqui e agora" intensamente, talvez como ele, que fez a opção pela intensidade e, depois, pelo suicídio, em vez de envelhecer. Envelhecemos... e nesses dois anos, enclausurado em plena pandemia causada pelo Sars-CoV-2, envelheço sozinho. Não escrevo, mas embriago-me com palavras sem uso, sem destino ou forma. Talvez isso abrevie minha vida e eu me assemelhe a algum personagem de Hemingway, justamente nessa quarentena. Todavia, quando outros falam em precarização do trabalho, em lutas sociais e políticas, e não encontram tempo para partilhar um vinho ao lado do companheiro ou companheira, que vive nas sombras, eu me embriago de meu imaginário, esperando que alguém sinalize quando serão nossos últimos instantes. Entretanto, mesmo confinado, mantenho minha indignação viva diante dos acontecimentos que deveriam atormentar uma sociedade que permanece muda. Minha inquietação me faz pensar que, se amanhã, acontecer uma reação violenta das comunidades carentes, dos pobres, das comunidades dos morros, os liberais, em suas confortáveis residências, irão dizer: "são baderneiros, vândalos, radicais influenciados por esquerdistas totalitários!". E a "sincera e bondosa" mídia dirá: "olha, o radicalismo político não leva a nada, devemos conversar, pois a democracia é conversa, acordos". Pois é... quem nunca teve a casa invadida pelas forças do Estado não sabe o que é viver na insegurança dia a dia. As mortes causadas pela ação das forças policiais na comunidade Jacarezinho demonstram que as instituições não protegem, mas selecionam aqueles que devem morrer e serão mortos física ou moralmente.

Essa indignação também me leva a imaginar que, quando os sequelados pela Covid saírem da invisibilidade, reclamando por assistência, os "conscientes" liberais falarão: "devemos controlar os gastos públicos" (uma velha receita para a casa dos outros). Quem fala em controlar os gastos públicos é quem tem previdência privada e paga plano de saúde. Só um detalhe: mais de 100 fuzis foram encontrados num condomínio de luxo e nenhuma casa desse condomínio foi invadida. Enquanto isso, para as comunidades carentes, o Estado diz: "soltem os cachorros! E o extermínio acontece". O Estado é mínimo para assistência social, mas é máximo no emprego da violência. Para muitos, não há envelhecimento, nem literatura, só o violento aqui e agora, o instante derradeiro.

FALANDO SOBRE MÁSCARAS

Outro dia ouvi um intelectual das ciências humanas afirmando que o Partido dos trabalhadores deveria fazer autocrítica. Foi numa *live* sobre a extrema-direita, e ele se referia à incapacidade do partido em perceber o crescimento dos fascistas e fundamentalistas religiosos. Não estou aqui defendendo nenhum partido, pois também faço autocrítica, e penso que todos os partidos devem fazer. Mas creio que muitos intelectuais deveriam, também, ter essa atitude. O pedido do meu colega de profissão deveria ser mais abrangente, mas ninguém gosta de ser incluído na própria crítica. Pois bem, não darei voltas, e penso que a extrema-direita cresceu nas nossas barbas, nas nossas sombras. E isso revela nossa incapacidade de analisarmos o contexto, e construirmos uma visão mais ampla. Creio que ao nos tornarmos especialistas perdemos a noção do todo e não sentimos que as outras áreas e pesquisas podem dizer muito. E dizem muito. Mas ao nos tornarmos especialistas, olhamos com nosso umbigo e para o nosso umbigo. A crítica que Edward Said faz às ciências pode contribuir para sermos menos egocêntrico e pensarmos que os outros também têm algo de interessante a dizer. Said critica o olhar antropocêntrico das ciências europeias, dizendo que esse olhar é eurocêntrico e criou hierarquias que dificultam uma visão mais ampla. E assim somos formados. Temos um olhar sociocêntrico, de especialista, que julga seu objeto e sua perspectiva como a mais interessante. Criamos, devido à tradição eurocêntrica, um olhar que hierarquiza as teorias sobre a sociedade e a forma de olharmos o mundo. Por isso a cegueira, o olhar defeituoso, e nossa incapacidade de percebermos os movimentos da extrema-direita. Façamos autocrítica, afinal não percebemos o que estava acontecendo, o que se movimentava nos subterrâneos, casernas e templos. Mas para isso, para sentirmos, é necessário ouvir o que o vizinho está dizendo. E, como somos surdos, além de cegos, continuaremos apanhando. É isso. Somos seres eternamente surrados, sem aprendizado, porque egocêntricos, e hierarquizadores de teorias. Pois bem... essa pandemia contribuiu para que uma parte da sociedade se revelasse, colocando em evidência nossas deficiências. Mas como não creio em mudanças, pois a hierarquização das teorias garante nossa sobrevivência e nossos feudos, permaneço calado. E, se há algo de medieval nas academias, é a relação entre suseranos e vassalos.

Agora, antes do café, penso no que ouvi de uma jovem, no banco. Ela disse que gostaria de me conhecer, sem máscara. Fiquei emocionado e não disse nada, mas pensei: você deveria me conhecer sem essa máscara e sem as outras, pois não creio em pessoas totalmente nuas.

Essa reflexão tem origem na leitura da obra *Humano, demasiado humano*, de Friedrich Nietzsche. Nesse livro, o filósofo alemão diz que não há contraposição entre a contemplação totalmente desinteressada e altruísmo. Por isso penso nas inúmeras mascaras que usamos no decorrer da vida. E, talvez, por isso, eu não tenha dito a ela: "você tem belos olhos". Mas, no fundo, bem no fundo, sei por que não elogiei seus olhos. Porque não tenho mais coragem de elogiar, pois o medo de ser julgado fala mais alto que o ato de expressar um encantamento. Bem sei que esse medo não foi criado pelos fascistas, nem apareceu junto com o Sars-coV-2! Então, que todos e todas façam uma pequena autocrítica.

IR OU NÃO ÀS RUAS?

No dia primeiro de maio de 2021, em plena pandemia, uma série de manifestações promovidas pela extrema-direita, pedindo intervenção militar e apoiando o governo, ocorreram em várias cidades. Após uma semana, como sempre, desrespeitando as recomendações da OMS, dos infectologistas e do mundo civilizado, o "coiso" de Brasília, amigo da ema cloroquinada, apareceu na frente de uma manifestação de motoqueiros, pilotando uma moto, sem capacete e sem máscara, levando na garupa o seu fiel apoiador da Havan. A grande mídia, ao cobrir as manifestações, entrevistou alguns apoiadores do "presidente" e um específico despertou minha atenção. O entrevistado, vestido com a camiseta da seleção brasileira, disse: "prefiro morrer lutando, do que em casa". Eu ouvi as palavras desse "canarinho" quando fazia compras na padaria; a televisão estava ligada e achei melhor ouvir o noticiário do que opiniões dos outros fiéis escudeiros do presidente que lá estavam, tomando cafezinho, sem máscaras e distanciamento. Depois, em casa, tomando o café da manhã, pensei: aquele "canarinho belga" se referia a morrer pelo quê? E, ao falar morrer em casa, ele se referia a quem?. Bem, a extrema-direita está indo às ruas, não sei a dimensão, mas se mostra, põe a cara na rua, não teme ou não crê na pandemia causada pelo Sars-CoV-2. E no mesmo dia, numa conferência remota, eu ouvi um professor, amigo meu, dizer: "devemos exigir lockdown, distanciamento, quarentena rígida, pois nossa luta é pela vida". As opiniões do "canarinho" e desse professor me levaram a refletir sobre o significado de ir às ruas, a determinação para enfrentamentos e o que significa defender a vida. Realmente, não sei se todos os opositores do inominável presidente, que desejam a quarentena e o lockdown, defendem a vida ou a autopreservação. Difícil julgar, e não me atrevo a fazê-lo. Mas a reversão do golpe na Bolívia só foi possível quando a população nativa, majoritária, saiu às ruas; na Colômbia, a população foi às ruas para manifestar seu descontentamento com o governo; nos EUA, o movimento "vidas negras importam" foi para as ruas. Nesse momento de crise pandêmica, não sei dizer qual o melhor caminho, mas uma certeza eu tenho: as mudanças significativas que ocorreram na História foram feitas por aqueles que não temeram a morte, enfrentaram a violência do Estado, não se amedrontaram diante de fuzis, cassetetes e do cárcere. Talvez, para ir às ruas e manifestar a indignação em relação a esse governo genocida, amigo da ema, falte convicção, idealismo, coragem e desapego ao modo de vida pequeno burguês. Como eu disse: não sei se, para muitos opositores, a luta é pela vida ou pela autopreservação. Entretanto, acredito que o embate entre a extrema-direita e nós, opositores do "inominável", será vencido por aqueles que tiverem maior disposição e coragem para o enfrentamento, pois pensar que os números indicam vitória certa é perigoso. É só uma pequena análise, e provocação, que brotou depois de eu ler uma frase num cartaz carregado por manifestantes colombianos: "para sairmos às ruas, em plena pandemia, para manifestarmos, é porque o governo é pior que o vírus". O governo do "coiso" também é pior que o vírus, e razões não faltam para os opositores irem às ruas, mas a comparação termina por aqui.

GRANDES REDES, GRANDÍSSIMOS NEGÓCIOS

Grandes redes de supermercados, grandes redes de farmácias, grandes redes educacionais, grandes redes de igrejas e grandes redes bancárias. As redes são muitas e, em plena pandemia, algumas se formam, aumentam, se fortalecem e a grande concentração de capital segue sua sina. As grandes redes não são novidade na economia globalizada, mas uma "novidade" atinge o campo educacional privado paulistano. Uma grande rede educacional chilena está comprando escolas de educação infantil na cidade de São Paulo. Esta rede tem, entre seus grandes investidores, um empresário que já foi o sócio majoritário do grupo Pão de Açúcar (aliás, ele é um conhecido investidor em outras redes). Quando a notícia circulou, alguns "educadores", ou "economistas experts", que dão palpites até sobre educação, mostraram-se eufóricos, enquanto outros demonstraram preocupação com os métodos pedagógicos. Penso: os pais, algum dia, preocuparam-se com os tais métodos pedagógicos? A resposta é fácil e não me ocupo dela agora, mas o que me preocupa é a "possível" propaganda que possa surgir em torno da compra dessas escolas por uma rede educacional chilena. Preocupo-me porque é bem provável que os partidários do modelo chileno de economia queiram tirar proveito, ou estejam por trás de compras como a em questão.

As escolas de educação infantil, vendidas, localizam-se nos bairros de classe média "alta" da sociedade paulistana; seus donos são aqueles que protestaram contra o fechamento das escolas, contra o lockdown, gritaram afirmando que estavam quebrando, perdendo alunos, que estavam falindo. Não duvido dos prejuízos, mas reflito e lanço algumas perguntas: por que uma grande rede investiria numa massa falida? O modelo chileno defendido por Paulo Guedes, ou melhor, pelos Chicago Boys tupiniquins, invadiu o sistema educacional paulistano? Ainda também me pergunto: os "economistas *experts*" farão propaganda enaltecendo essa rede educacional chilena como modelo para todo o sistema educacional brasileiro? Sei que são meras perguntas e que as respostas dependem do tempo.

Entretanto, creio que todos que realmente se preocupam com a educação devem ficar atentos a essas movimentações e com uma futura propaganda que buscará vender os "peixes", dizendo: é o melhor sistema educacional da América, é moderno, econômico e eficiente. Como as Havaianas, que não soltam as tiras e não têm cheiro.

Quanto a falências e ao desemprego que seguem acelerados nessa pandemia, digo que, se o governo federal tivesse comprado vacinas, a situação seria outra. Porém, também penso que não comprar vacinas foi proposital, afinal, com o envelhecimento da população, com o aumento da expectativa de vida, com a necessidade crescente de investimento no Sistema Único de Saúde (SUS), somado ao avanço tecnológico, que gera homens descartáveis, os herdeiros dos Chicago boys e o grande capital fizeram a opção pelo descarte de seres humanos em escala industrial. Bem, hoje é dia 15 de maio de 2021, a pandemia caminha de forma acelerada nessas terras, e o Brasil já ultrapassou 430 mil mortes geradas por um projeto genocida, cujas vítimas, mulheres e homens, foram definidos *a priori* levando em consideração os seguintes critérios: fenótipo, faixa etária específica, local de residência (periferias, favelas, cortiços), "comorbidades" e funcionalidade. Mas as pressões são muitas, as resistências existem e, felizmente, o projeto genocida não é partilhado por todos os ocupantes de cargos públicos. Só que ele existe, tem seguidores que se vestem de verde e amarelo, se dizem patriotas e gritam: "Deus acima de tudo". Mas recebi uma notícia: vacinas estão chegando.

É isso, e um bom fim de semana!

A MORTE, A MEMÓRIA
E A PANDEMIA

Hoje, dia 16 de maio de 2021, o meu querido país segue naturalizando as mortes ocorridas na comunidade Jacarezinho, não se importando com as vítimas do Sars-CoV-2, com a falta de vagas nas UTIs, nem com o número de covas abertas que aguardam novos corpos, gerados por um projeto genocida que tem patentes e uniformes. Diante desse quadro, penso nas reflexões do filósofo Albert Camus na sua obra *O primeiro homem*. Um livro que nos induz à reflexão a respeito da relação entre morte e memória.

O personagem central, Jacques Cormery, no início da obra, deixa claro ao leitor sua aversão a convenções e rituais que são exigidos e impostos pela sociedade. Entretanto, atendendo a um pedido da sua mãe, que residia na Argélia, ele foi visitar o túmulo do pai na cidade de Saint-Brieuc na Bretanha, França. Ao chegar perante o túmulo, olhando as datas 1885-1914, ele calcula a idade do pai quando da morte (29 anos) e reflete sobre sua ligação com aquele que ali estava. Cormery, aos 40 anos de idade, olhando para a lápide, pensa no homem que estvava dentro daquele túmulo. Para ele, aquele é um ser desconhecido, pois morreu muito novo, sem se fixar em suas memórias. Seu pai partiu para a guerra quando ele, Jacques Cormery, ainda estava no primeiro ano de vida, assim como outros pais que saíram das colônias francesas para lutar pela França, forçados ou não. Pais que também não conheceram seus filhos, não construíram memórias, pois morreram numa guerra distante, quando os seus pequeninos ainda estavam sendo amamentados.

As reflexões que nascem com o personagem, diante do túmulo de seu desconhecido pai, não se limitam à questão da memória entre os entes familiares, mas Cormery pensa naqueles corpos, enterrados em solo francês, como seres estrangeiros, pois, tal como seu pai, eles, talvez, não tivessem parentes nem amigos na França. Foram levados a lutar por ela, morreram por ela, e estão enterrados num solo que não os reconhece, e entre corpos estrangeiros, iguais aos seus. Ora, assim como as guerras por território e recursos, a guerra contra o vírus Sars-CoV-2 tem deixado vítimas que também não construíram memórias com seus entes pequeninos.

Penso nos inúmeros pais, mães, avôs e avós que, vitimados pela pandemia, não partilharam o tempo e as brincadeiras com seus filhos e netos. É isso, a pandemia deixará, em alguns, um rastro onde não existirão memórias íntimas, e filhos não se lembrarão de seus pais. Essas crianças, crescidas, se comportarão como Jacques Cormery, visitando túmulos de "pessoas" desconhecidas, mantendo velhos retratos que não lhes dizem nada, pois não haverá saudades para serem sentidas. Por isso, não é uma questão de números, mas de vidas e laços abortados.

O QUE OUVI NESSA PANDEMIA?

No início da madrugada do dia 17 de maio de 2021, contemplando o silêncio pela janela, olhando a rua vazia, pensando no genocídio e na pandemia, lembrei-me de ter ouvido uma senhora negra dizer: "meu filho, faça o seu ebó. Ogum é forte e mandingueiro, é seu irmão, e acenda uma vela, sirva com prazer, amanhã será sua vez. Oferta, se enrosca, e firma uma obrigação. O mundo dá voltas e voltas, e amanhã será você, será a sua vez".

Hoje, recordando essas palavras, penso que o mundo é um vai e volta entre o bem e o mal, mas repleto de intervalos violentos, em que muitos sucumbem, se desesperam, pois, pegos de surpresa, temem o desconhecido por não terem respostas. Contudo este pensamento é apenas mais uma especulação de minha parte. Ouvi e vi pessoas refletindo e tirando suas conclusões sobre o avanço da pandemia causada pelo Sars-CoV-2. Julgo que foram tentativas reconfortantes para a aflição coletiva e, dependendo do lado em que você está, a interpretação pode satisfazer. Recordo-me de um importante intelectual ter dito, com certa convicção, que a pandemia sinalizava que o mundo está presenciando o fim do capitalismo. Outro disse que as políticas sanitárias reforçariam o autoritarismo de alguns governos. Também ouvi pastores, padres, biólogos, cientistas sociais, umbandistas, kardecistas e membros do candomblé oferecendo explicações para nossa imensa crise sanitária, política e social. Alguns culpam o neoliberalismo, outros, o desmatamento, alguns ressuscitam Stalin, outros falam que o Sars-CoV-2 é uma arma biológica, que o uso de máscaras é "coisa" de comunista... e por aí vai. Creio que muitas interpretações e respostas são apenas uma obrigação moral que certas pessoas oferecem, para não serem acusadas de omissão. Depois de ouvir as diversas interpretações, e recordando João Guimarães Rosa, fico imaginando se o mundo, às vezes, realmente sofre um desarranjo. Quando isso acontece, mortos e feridos aumentam, sempre surgem interpretações, e possíveis respostas, que confortam e desconfortam. Talvez devêssemos ouvir o silêncio do sertão, para sabermos se aqueles velhos vaqueiros, amigos do seu Rosa, estavam certos (ou não?).

Tudo está calmo; é... os terremotos não anunciam a chegada, não fazem alarde. Não é, e nem será, a última vez que o mundo é sacudido por pandemias, arroubos da extrema-direita e incertezas políticas e sociais. Acredito que o problema é não ouvirmos direito as palavras dos nossos mestres: "devemos estudar a História, para não repetirmos os erros do passado". Não creio que a História seja repetitiva, só que, se a tivéssemos compreendido, não seríamos pegos de surpresa, saberíamos que a extrema-direita está eterna-mente de plantão e que as pandemias pouco alteraram a realidade e os homens. Saberíamos e tomaríamos cuidado com os discursos racistas e fascistas que circulam entre nós; toda pandemia gera discursos sobre o fim do mundo, de uma civilização ou do sistema econômico. Mas são os discursos que exaltam a pátria, a nação e a moral a qual devemos dar atenção. Por isso, seguirei dizendo aos meus conterrâneos: "desconfiem dos moralistas, esse é o meu conselho". E como a onipotência é própria da espécie "homo academicus", não me iludo; seguirei pensando nas análises que se revelam frágeis e nos intérpretes que agora estão emocional-mente fragilizados, aguardando, ansiosos, por vacinas, ingerindo calmantes e antidepressivos. Entretanto, espero, sem ilusões, que quando tudo isso passar, se passar, a arrogância não retorne. E será um grande avanço.

ESTRANGEIROS TODOS NÓS

Hoje, em mais um dia pandêmico, na iminência de um novo lockdown, penso no estrangeirismo nosso de cada dia, ou próprio da nossa vida. Penso no personagem J. Cormery da obra *O primeiro homem*, de Albert Camus. Cormery, aos 40 anos, visitando a mãe em Argel, recorda do seu primeiro dia no ginásio. Ginásio inacessível, impensável para as crianças pobres, a que ele só teve acesso graças ao seu professor do primário cujo esforço o convenceu sobre a importância dos estudos. A lembrança do primeiro dia no ginásio vivido por Cormery levou-me a pensar sobre nossos estrangeirismos. Quando entrou no ônibus que o levaria até o centro da cidade de Argel, onde se localizava o ginásio, Cormery recorda que sentiu uma profunda solidão. Inclusive, ele também se recorda que a sua vida era fechada, limitava-se àquele bairro, a brincadeiras e passeios próximos de casa e com os amigos que, assim como ele, não conheciam outro universo. Para ele, seus familiares, vizinhos e amigos irem para o centro da cidade de Argel era ir para a própria Argel (capital). Por isso, no primeiro dia ele se despediu da sua mãe, pensando "estou indo para a cidade": a cidade era o centro, o desconhecido. Ao chegar ao centro, sente a solidão por estar sozinho numa cidade estranha. Talvez as lembranças desse personagem sirvam para refletirmos o quanto há de estrangeiros entre nós, e se nós também somos estrangeiros na própria cidade. Para isso basta ir ao centro, ou a um outro bairro. O estrangeiro é o exótico, o perigoso, para quem todos olham com desconfiança, pois desconhecido. E toda vez que vou ao shopping, defronto-me com jovens que são marcados, como em Dachau, pelo simples fato de terem outro fenótipo. São muitos os "estrangeiros" dessa terra, cuja cor da pele tem o mesmo significado que a estrela de Davi. Se estiver com trajes mais simples, tiver outra cor de pele e outros cabelos, o estranhamento será maior. Embora partilhemos o mesmo macroespaço, o nosso microcosmo (bairro, família, amigos) nos transforma em estrangeiros algumas quadras à frente. Assim o racismo estrutural segue realimentando-se dos estrangeirismos inerentes ao nosso mundo urbano. Estrangeirismo que piorará com a divisão da sociedade entre os que cumprem as regras sanitárias e aqueles que não demonstram nenhuma empatia com os outros corpos que temem o Sars-CoV-2. Cormery ainda se lembra de que, no ginásio, os árabes eram poucos, só os muito ricos o frequentavam. Também se recorda que, no primário, havia muitos árabes na sala, mas só alguns chegavam ao ginásio. E os filhos dos colonos pobres, como ele, só com bolsas, às vezes insuficiente para seguir os estudos até o fim. Por isso, entristeço quando recebo a notícia do corte de verbas para a educação. Cortes que os fascistas genocidas sediados em Brasília se deleitam em fazer.

É provável que o ano de 2021 seja o pior para a educação pública brasileira. Mas, o mais "importante" é vestir a camiseta da seleção, andar de moto, aglomerar, incentivar a contaminação, e gritar "mito", depois do café da manhã, com muito capim, soja e milho.

LÁGRIMAS DE GABRIELA

Algumas dores que nos atingem, são causadas por doenças autoimunes, pela degeneração do corpo, pela falta de cuidados, pelo naufrágio dos sonhos que criamos, e nos fazem viver. E, um desses sonhos é ter o domínio do próprio corpo. Ser o único senhor de si. Creio que somos alimentados por essa ilusão, que tem origem em outra: a implícita crença em nossa onipotência. São ilusões alimentando ilusões, até que elas começam a ruir, revelando nossa nudez, nossas deficiências, e nossas carências. Mas independentemente da origem das nossas dores, é o não reconhecimento de nossas limitações o que mais me preocupa. Não me preocupo com a ansiedade, a depressão, mas com o que está na origem desses estados. E agora, quando as incertezas aumentam, a contaminação pelo Sars-coV-2 avança e projetos são amputados, as dores começam a delinear nosso futuro. Mas não devemos nos esquecer de que a contaminação e a amputação de nossos projetos são resultado da manipulação de mãos invisíveis e visíveis, que revelam pulsões de morte.

Hoje, sei que diversas dores não aparecem, pois as camuflamos, e mantemos nossas ilusões dizendo: "está tudo bem, não é nada, logo passa". Mas certas dores não passam, avançam, causam incômodos, e se acumulam. Então nos esforçamos para continuarmos otimistas. Por fora a aparência alegre se mantém, o sorriso largo, a disposição, mas só você sabe das transformações que o seu corpo está sofrendo quando é "escaneado" por máquinas futuristas que não mentem, mas dizem de forma muito sincera que o tempo tudo corrói. Infelizmente precisamos de uma máquina para nos lembrar de que a nossa "máquina", feita de carne, vísceras e ossos, degenera. E, após ser escaneado, pensando no que as imagens revelaram, eu as associei com as reflexões do personagem Javier, da obra *Andaimes*, de Mario Benedetti. Esse personagem, saboreando seu uísque diz que o corpo é uma máquina que se desgasta, e sem peças de reposição; e que o doloroso é quando o prazer torna-se apenas parte de suas memórias.

Porém, nesses anos de magistério, aprendi a reconhecer aquilo que não pode ser escaneado e que o tempo não destrói: as lágrimas internas, que quando brotam em alguém, que você conhece e convive, te calam e te deixam reflexivo.

E nesse dia 30 de maio de 2021, novamente, em plena pandemia, me lembrei das lágrimas que por duas vezes brotaram dos olhos de uma aluna. Elas não foram vistas por todos. Dá primeira vez que as vi, fiquei mudo, iniciei a aula, pensativo, sem coragem de perguntar se ela estava bem. Eu acreditava conhecer as lágrimas internas, que você procura esconder, mas não consegue, porque elas rompem as muralhas que julgamos sólidas. Mas quando nos deitamos, e elas estão presentes, dizemos: não é nada, vou melhorar, pois amanhã será outro dia! Você sonha com o retorno, com a despedida da dor, e com a antiga normalidade.

Depois de alguns dias, quando reencontrei aquelas lágrimas, na mesma sala de aula, não hesitei e, intrigado, perguntei: "por que choras? qual o motivo da tristeza?" Ela, discretamente, me disse que não estava triste, que estava chorando por ter recebido uma excelente notícia. Não escondeu a razão das suas lágrimas, e logo disse: "professor, eu trabalho acompanhando adoções de crianças, e acabei de receber a notícia de que um menino, que eu tenho enorme carinho, foi adotado, e ele esta hiper eufórico". Depois de ouvir suas palavras, pensei: ora, essas são lágrimas que brotam da alma, do belo caráter, e da empatia que, a cada dia, está sendo, tristemente, soterrada nessa terra, há alguns anos.

E toda vez que me lembro daquelas lágrimas, reveladoras, ternas e belas, penso nas palavras do poeta espanhol Lope de Vega: "Não há no mundo palavras tão convincentes como as lágrimas". Sim... hoje concordo com essas palavras, pois aquelas lágrimas me

CRÔNICAS DE UMA PANDEMIA

convenceram de que as gotículas salgadas que brotam de certos olhos não se originam apenas da dor; bem sei que elas revelavam muito mais. E olha que Lope de Vega não conheceu as lágrimas de Gabriela! Pois, se ele tivesse conhecido, com certeza teria escrito mais versos.

Não a reencontrei, mas espero que aquelas gotículas que brotaram de seus olhos continuem vivas, sinceras, e que belamente desavergonhadas continuem esculpindo seu indecifrável interior, e quem sabe nos ajude a derrotar a insensibilidade de muitos conterrâneos que não se importam com as inúmeras valas abertas todos os dias, nessa infindável pandemia.

SOBRE JULGAR

Convivendo com intolerantes, com cidadãos cujo único gozo é julgar seus iguais e despejar palavras de ódio, sem nenhum receio de sofrerem punições, chego a imaginar que esse país foi convertido num grande mosaico composto por microtribunais. Este mosaico estava em formação bem antes de aparecer, por essas terras, o Sars-CoV-2. São micropoderes imaginários que lentamente se formaram, porém violentos, pois condenam sem piedade. Todos passam a vida sofrendo com olhares de condenação, ou se felicitam com os olhares de admiração que não são eternos. Mas aqui, agora, vivemos sob olhares punitivos que se cristalizaram com a redemocratização incompleta e com o empoderamento daqueles que sofriam com a falta de visibilidade. Por isso, penso nas reflexões filosóficas de Albert Camus, presentes na obra *A Queda*. Uma me despertou. Diz Camus que "Os mártires têm de escolher entre serem esquecidos, ridicularizados ou usados. Quanto a ser compreendidos, isso, nunca". Penso: os mártires são homens que possuem um elevado senso altruísta? Podem ser considerados fanáticos? Não ouso dar respostas, pois estaria julgando aqueles que se entregam a causas nobres e a outras, não muito nobres. Qualquer resposta será mera especulação, porém é inegável que os mártires são idolatrados e cultuados por todos que têm necessidade de crença; depois acabam sendo ironizados pelos céticos, usados pelos oportunistas, até serem esquecidos com a ajuda do impiedoso tempo. Quanto a serem compreendidos, não creio, pois os homens são dominados pelo espírito de julgamento. Basta observar as conversas do *Homo sapiens* nas mesas de afamados restaurantes, nos mercados, botecos da esquina, nas reuniões, aniversários e confraternizações para entender que preferimos julgar a compreender. Afinal, julgar é transformar todos os outros em alvo, em seres passíveis de penalidades. É aliviar a própria culpa, encontrando responsáveis pelos problemas, desastres e infelicidades que nos atingem. Para Camus, estamos sempre prontos a julgar, pois sempre acreditamos em nossas razões. Por isso, olho para o nosso país e julgo que ele foi convertido numa arena, onde imputar penas aos outros converteu-se, para muitos, no único gozo possível. Todos desejam vestir togas, julgar, apontar o dedo e condenar, com prazer. Julgar e condenar é o deleite das mentes autoritárias e incapazes de compreensão. E nessa pandemia, diante desse governo genocida, penso: será que os homens desejam a morte rápida de seus inimigos ou o sofrimento destes? Então... Que atire a primeira pedra aquele que nunca desejou a morte de seus inimigos; este é o recado deixado de forma implícita pelo filósofo Cioran. Recado e também um alerta válido para todos nós, que estamos confinados, mascarados, distanciados, e indignados. Assim espero!

SOBRE A GUERRA NOSSA DE CADA DIA

Hoje, dia 27 de maio de 2021, acordei pensando nas próximas eleições presidenciais, na contaminação pelo Sars-CoV-2 que avança, e lembrei da frase da poetisa portuguesa Alice Neto de Sousa: "Do que ainda nos sobra da guerra". Tomo as palavras dessa jovem poetisa como um alerta, pois um país pode ser destruído pelo ódio e pela intolerância, causas de muitas guerras. Quanto a nós, creio que estamos aprendendo lentamente; e não esqueceremos. A frase extraí do poema "Terra" que Alice nos presenteia na coletânea: *Do que ainda nos sobra da guerra e outros versos pretos*.

Ser negro aqui e em outras terras é travar uma guerra constante contra o racismo estrutural e explícito. E Alice, uma mulher negra, vivendo em Portugal, com certeza sabe o que significa racismo estrutural, intolerância, e a "guerra" que os afrodescendentes travam todos dias.

Penso nas palavras de Alice como memórias que ela guarda dentro de si e constroem uma ponte e um diálogo com a memória dos seus conterrâneos. As palavras dessa jovem poetisa devem servir de antídoto contra o ódio, a intolerância e o desejo patriarcal e bélico dos homens que, no Brasil atual, revelam certa pulsão de morte. Por isso, penso na arte como construtora da memória e como antídoto contra a extrema-direita brasileira, que destila ódio e despreza a vida. Uma extrema-direita que não se inibi e mostra sua face raivosa e racista batendo panelas, para servir a uma elite econômica que se esconde em luxuosos condomínios, grita "fora comunistas", veste-se de verde e amarelo, destila sadismo, e se nega a seguir as regras sanitárias, mas sempre de barriga cheia. Se isso não for uma declaração de guerra contra negros, pobres e indígenas, o que é? Creio que cabe a cada um de nós imaginar o que são declarações de guerras.

Agora, antes do meu café, um sincero desejo me atinge. Espero que muitas Alices brotem entre nós, que muitos poemas se convertam em antídotos contra o racismo e a barbárie, para que o ódio seja varrido pela arte. E torço para que mais poetisas apresentem belos versos. Afinal, não há um país das maravilhas para as muitas ALICES NEGRAS que vivem entre nós, e sofrem mais nessa pandemia.

SOBRE NOSSO EXÍLIO

Retorno ao livro *Andaimes* do escritor uruguaio Mario Benedetti. Uma obra que trata do retorno do próprio escritor ao Uruguai, depois de um longo exílio, apesar de dizer que não se trata de uma autobiografia.

Como ele mesmo diz: o livro trata dos encontros e reencontros de um desexilado que se depara com um país diferente do conhecido; ser um ex-exilado não apaga as memórias do exílio, nem as lembranças de antes da partida forçada. São as reflexões políticas de Benedetti que me levam a pensar no Brasil atual, pois ele pensa a democracia como um regime em eterna construção, que necessita de cuidados e uma vigília constante. Ele é enfático ao dizer que a democracia necessita de sólidos andaimes para não desabar. Necessita dos nossos cuidados, da nossa atenção.

Refletindo sobre a nossa atual situação política, especialmente na democracia no nosso Brasil, penso na fragilidade das armações que a sustentavam e que agora estão carcomidas por vorazes cupins. Infelizmente os andaimes eram delicados e ignoramos que os coturnos e o grande capital, com a ajuda de parte do judiciário e de grupos religiosos, estavam se organizando e corroendo nossa democracia. Quando penso na vulnerabilidade do nosso regime político e faço analogia com os andaimes de Benedetti, penso em todos que se beneficiaram com as políticas de inclusão e que não saíram em defesa da nossa fraca democracia, nem sentiram que ela estava sendo ameaçada, lentamente corroída. Penso na cegueira causada pela grande mídia, nos movimentos sociais, nos sindicatos, nos coletivos e nos partidos de esquerda que ficaram mudos, paralisados. E penso no judiciário e no parlamento, que poderiam ter freado a destruição da nossa incipiente democracia, mas acabaram colaborando para seu desabamento.

Os andaimes eram fracos, nada confiáveis e foram corroídos por discursos de ódio, antidemocráticos e anti-institucionais. Agora, com essa pandemia causada pelo Sars-CoV-2, com o colapso da democracia e com a extrema-direita no poder, resta-nos o exílio. Bom, o exílio a que me refiro, que reflito, é o de todos que nesse momento estão exercendo suas atividades remotamente, principalmente os professores que um dia serão "desexilados", mas que não sabem o que irão encontrar quando retornarem aos locais onde os saberes devem circular livremente. Como os sonhos são nossos alicerces, espero que, no futuro, os andaimes sejam muito mais seguros e sólidos. E que sejam duradouros e possam resistir às intempéries políticas.

Apenas mais um detalhe: nem todos os exilados latino-americanos retornaram para casa. Assim como nem todos retornarão para os locais de trabalho após a pandemia; e creio que eu não preciso explicar o porquê. Muitos já são desexilados e habitam apenas nas nossas memórias.

FOMOS AVISADOS

Não podemos ignorar os sinais. Assim devemos proceder, como fez o historiador Carlo Ginsburg, ao investigar os processos inquisitoriais, que resultou na sua obra *O queijo e os vermes*. Esse belo livro aborda a vida de um moleiro aprisionado pelas garras da inquisição. Ao ler essa obra imaginei os sinais visíveis e invisíveis que os homens ignoram, talvez por cegueira, ou qualquer outra anomalia do corpo e da alma. E não há maior perigo do que ignorar palavras, gestos, e silêncios. Por isso insisto em dizer que devemos estar atentos aos discursos, e tentar interpretá-los para, no mínimo, trazermos à tona os implícitos que eles escondem. E, assim fez o filósofo Miguel de Unamuno, quando, ao discursar numa solenidade na universidade de Salamanca ouviu gritos dizendo: "Morram os intelectuais" e "Viva a morte". Unamuno, em resposta, disse: "vocês vencerão porque têm a força bruta. Mas não convencerão. Porque para convencer é preciso persuadir. E para persuadir é preciso algo que vocês não têm: razão e direito na luta". Resposta que selou o destino do filósofo, pois fora preso, cassado, e morreu em prisão domiciliar. Esse discurso está na bela apresentação que Rubia Prates Goldani fez para a obra *Névoa*, de Unamuno.

Esse confronto, entre o filósofo e os franquistas que assistiam à solenidade, ocorreu antes da guerra civil espanhola e, recordando-o, lembrei-me do título de uma entrevista com escritor Luis Fernando Verissímo: "O nosso lado está com a razão mas o lado deles está armado". O tema da entrevista era sobre o governo do "inominável" presidente, que no início da pandemia causada pelo sars-coV-2 disse - "é apenas uma gripezinha". E dessa frase, até o início do mês de junho de 2021, outras foram ditas pelo "mito", assim como gestos e atos, que são indicativos do que ele pretende implantar nessa terra tropical, caliente, nada aprazível, e muito menos acolhedora. E se acham que deprecio nossa sociedade, perguntem aos corpos negros sobre as abordagens policiais e sobre as manifestações racistas e de ódio que aqui fizeram morada e os atingem dia a dia. Mas não neguem que no seio da nossa sociedade há muitos indivíduos, ressentidos, que também gritam: "morram os intelectuais" e "viva a morte". Essa exaltação da morte também estava presente nos discursos dos fascistas italianos segundo nos descreve o escritor Umberto Eco na sua obra *O fascismo eterno.* E qualquer mera semelhança com a Espanha pré-guerra civil ou com a Itália fascista é apenas assombração de quem lê. Não me culpem por suas analogias! Mas atenção aos sinais! Fomos avisados! Ribeirão Preto, dia 5 junho de 2021, e pensando até quando.

INSÔNIA

É madrugada. Sei que a contaminação avança, que muitos não se importam, não temem o Sars-coV-2, e ainda flertam com ideais que julguei ultrapassados. Não durmo, as dores aumentam, irradiam pelo meu corpo, causam insônia e calafrios, mas... assim mesmo insisto e, mesmo temendo o amanhã, saio da cama, abro a janela e observo. Em silêncio, observo as ruas vazias, mudas, melancólicas. Por um instante, desvio o olhar, olho para céu, percebo que ela me olha com seu jeito minguante, às vezes crescente, e minha vontade é abraçá-la. Mas as dores aumentam, seguem me advertindo, anunciando a incerteza. Então recuo, quieto, passivo, fotografo o vazio, e fecho a janela antes que o pior aconteça. Sem esperar, volto para cama e permaneço recluso, abraçando novamente a insônia que corrói meu corpo sem piedade.

Sei que amanhã terei as mesmas dores, que a angústia se fará presente, me alertando para cuidar do corpo. Talvez eu continue encontrando conforto na literatura. Pois confinado, respeitando as normas sanitárias, já li *A Peste*, *Névoa*, *O Imoralista*, e preparo-me para mergulhar nas páginas da obra *Lolita*. Condenado por muitos moralistas, esse intrigante livro, realça minhas memórias, meus desejos, e me faz pensar nas palavras do escritor Paulo Colina:

Sem as fantasias
Não passamos
De simples fantasmas.

Acredito que os fetiches e fantasias constituem-se no último reduto contra o controle dos corpos e do pensamento. Digo isso, porque imagino que a extrema-direita nacional, que se veste de verde e amarelo, bate panelas na avenida paulista, e deseja a uniformização dos corpos, nada pode contra as fantasias. Entretanto, penso que se o controle dos corpos já caminhava muito antes dessa nova onda fascista. Quanto a mim, posso dizer que nem a insônia destrói minhas fantasias e fetiches, pois no confinamento em que me encontro, são elas que me impulsionam a viver e protestar.

MAS QUE CORAGEM, MENINA!

É preciso ter coragem para ir às ruas manifestar a indignação que infesta meu corpo, para revelar o que penso desse descaso com a vida, dessa indiferença e dessa falta de empatia que todos os dias causam mais e mais vítimas nesse Brasil assolado pela pandemia. Vítimas majoritariamente negras, indígenas e periféricas, que não têm coragem de gritar. Mas é preciso muita coragem para levar um existência diferente, e expressar sentimentos. E pensei na coragem ao ler a seguinte reflexão presente na obra *O imoralista*, de André Gide: "Nunca me ocorreu a ideia de que eu pudesse levar uma existência diferente, nem que fosse possível viver diferentemente".

Viver diferentemente é o que muitos jovens desejam. Não creio que esses sejam maioria, pois os medos, o conformismo, a falta de perspectiva e a educação castradora, contribuem para que muitos apenas sigam os mesmos caminhos trilhados pelos seus pais. E, assim exige a sociedade, sempre vigilante e censora. Por isso, acredito que o desejo de ter uma existência diferente, não está no imaginário da maioria. Porém, sei que esse desejo nem sempre se concretiza, mas pode torna-se viável para muitos que atravessam as portas do mundo universitário, e fazem dele uma outra residência, por alguns anos.

Creio não ser um conformista e possuir um pouco de coragem para gritar e vomitar pensamentos ousados, nem sempre bem vistos. Bem, nunca estive distante do mundo acadêmico, sempre defrontei-me com corpos ousados, com coragem de viver diferentemente. Mas hoje, como um simples docente, com olhar crítico e preocupado, fico pensando o que é ter coragem para expressar sentimentos, impressões, sem medo do possível cancelamento que pode recair sobre você quando ousa expressar o que pensa. E, passei a refletir sobre a coragem e a espontaneidade depois de ouvir as seguintes palavras de uma aluna, direcionadas a mim: "professor, o senhor está muito charmoso com esses óculos". Ouvi essas palavras numa quinta-feira pela manhã, quando eu entrava na cantina, antes das aulas que daria para a turma dessa ousada aluna.

Esse é um pequeno momento que sempre me lembro, mas não por vaidade, porque não é esse sentimento que me faz pensar nesse elogio, bem espontâneo. Sei que a vaidade existe, está presente, mas o que me faz pensar constantemente sobre esse momento são os olhares dos demais alunos e professores que estavam no recinto. Até hoje me lembro deles. Senti que eram olhares de espanto, alguns com certa malícia, outros condenando, e muitos talvez não entendendo o sentido daquelas palavras. Bem, talvez aqueles olhares sejam sinais de outras censuras, outros tabus que envolvem questões de gênero. E não falo como mera hipótese, pois logo depois ouvi uma jovem dizendo: "essa não sabe que elogiar um homem pode trazer problemas".

Sei quais são os problemas que muitas mulheres enfrentam, embora não sinta na pele, posso dizer que imagino a dores e traumas gerados pelos constantes assédios que sofrem. Porém, penso que não podemos exercer um policiamento constante como se do outro lado das trincheiras existissem somente corpos masculinos nefastos. Talvez aquelas palavras demonstrem que além da espontaneidade, ainda há coragem em certas pessoas que não se inibem com o público censor e que livremente demonstram suas observações. Só espero que ela não se curve às pressões, perceba as diferenças, e não se deixe censurar. Afinal, estamos numa era que elogiar um homem em público requer coragem, e por vários motivos. E muitos são reais, e do conhecimento de todos que têm um pouco de sensibilidade. Mas, isso não me impede de pensar nas reflexões sobre os rigores sociais presentes na obra *O imoralista*. Nela, André Gide questiona se criamos outros "rigores" e se julgamos indiscriminadamente a partir deles, ao mesmo tempo em que condenamos os rigores que nos foram imposto pela sociedade e pela família. É inegável que todos os rigores nos sufocam, assim como o distanciamento social e a quarentena.

E, quando os reencontros forem possíveis, espero rever a autora do elogio e, com certo cuidado, lhe darei parabéns pela coragem e espontaneidade. Mas até que chegue esse momento, sigo manifestando minha indignação contra o genocídio e as ações da extrema-direita, e ao mesmo tempo torço para que ela tenha preservado sua coragem, frente a outros censores. Bem, termino dizendo que toda vez que me recordo daquela manhã, na cantina, lembro das palvras de Miguel de Cervantes: "quem perde a coragem, perde tudo".

A TEMPERATURA PSÍQUICA

Hoje, em plena pandemia, mantendo o distanciamento social, acordei lembrando da minha primeira paixão. Eu estava no primeiro ano da faculdade quando a conheci e, um estado febril me dominou. Recordo que eu pensava nela quando o sono me dominava, ao acordar, ao abrir um livro, no bandejão, e durante as aulas. Nas conversas com amigos ela estava presente, nas bebedeiras e até nos sonhos sobre o futuro. E o futuro que eu imaginava era a dois. Creio que o filósofo espanhol Ortega y Gasset tenha definido bem a paixão. Diz ele que o amor e o ódio são os dois elementos essenciais das paixões humanas e que apontam para a temperatura psíquica do indivíduo. Temperatura que pode levar os homens a estados de embriaguez destrutiva ou criativa, dependendo do grau que atingem. Não digo embriaguez, mas prefiro cegueira. E falo em cegueira porque o estado febril é tão grande que imaginamos um futuro ao lado de quem estamos apaixonados sem imaginar se ela partilha ou não do mesmo desejo de futuro, dos mesmos sonhos. E por que cegueira? Porque a paixão não permite que o outro seja percebido de forma real, com seus sonhos e desejos. O outro tornar-se nosso objeto desejado, mas destituído de desejos, porque imaginamos que ele quer o mesmo. É o delírio do ser tomado pela paixão, pelo estado febril. E a febre é tanta que não permite que a morte seja vista. Só muito tempo depois é que percebemos que tudo não passou de um delírio causado pela alta temperatura psíquica. Essa alta temperatura nos deixa cegos, pois se pudéssemos saber o que pensa o outro, o que ele deseja e espera do futuro, a entrega seria mais cuidadosa. A temperatura psíquica não se limita aos indivíduos, mas se estende aos povos, que também são dominados por paixões que se dividem em amor e ódio e causam tanta cegueira que a barbárie é inevitável. E as sociedades dominadas por essas paixões, amor e ódio, são as mais propícias a cometerem grandes destruições, pois o estado febril coletivo gera uma cegueira coletiva. Pensando no Brasil atual percebo que uma grande parcela da sociedade está febril, com a temperatura psíquica alta, a tal ponto que não percebe que o real é composto por outros que também sonham, têm desejos e valores diversos. A cegueira é tanta, que a destruição pode ser o próximo passo. Digo isso pensando nos amigos e parentes que morreram devido ao Sars-coV-2 e, pensando em todos que gritam "mito", e que estão apaixonados e febris.

SUBVERSÃO

Nessa manhã pandêmica e fria, penso no diálogo entre dois personagens da obra "Névoa", de Miguel de Unamuno. Diálogo que traduzirei aqui, sem muito rigor, mas que me servirá para uma pequena reflexão sobre a subversão. Os personagens estão envolvidos e distraem-se jogando xadrez, algo metódico na vida deles, que se encontram toda semana para uma partida.

E Augusto Pérez pergunta ao seu amigo Victor: "a vida é jogo ou distração?"

E recebe a resposta: "é jogo, e todo jogo é distração".

E ele: "então amigo Victor, se a vida é um jogo, por que não podemos mover as peças de forma diferente? Procurar outras distrações?".

Victor fica mudo, pensativo e não responde.

Depois de ler essa obra, penso que mover as peças de forma diferente, quebra a lógica do jogo, e os indivíduos não suportam ver a vida ser subvertida, as regras alteradas. Por isso as "cotas", o movimento Vidas Negras importam, os coletivos feministas, LGBTs, e as políticas afirmativas incomodam. Subvertem a lógica do jogo. Os fascistas querem manter a lógica, as mesmas regras do jogo, e alterar o movimento das peças é heresia. Mas, dependendo do jogo, os liberais também não aceitam que as regras sejam mudadas, afinal a sociedade envelhece, aumenta a expectativa de vida e muita gente se torna descartável para o capital. No entanto, penso que ninguém aceita que as regras sejam mudadas, pois estamos presos a elas e, antigas ou novas, são elas os nossos grilhões.

Condenamos os rigores que nos foram imposto e criamos outros; e ai de quem não concordar!

E basta olhar pela janela e observar se todos estão cumprindo as necessárias regras sanitárias.

SILENCIAR

Em 1986 caminho por Ouro Preto. Uma época de medo, loucuras e... de um estranho silêncio. Tentaram nos calar, mas foi impossível. Era o começo da época das prevenções, a era Aids. Não se entregue, tenha cuidado, precauções, não permita a volúpia sem prevenção, não permita que o desejo exploda pelos poros. Palavras que constantemente ouvíamos. Impossível. Depois da repressão política, o desejo aflorou. Sobreviveram os atentos, que foram ridicularizados. Mas não nos calaram. Depois da repressão política, outra foi tentada. Foi necessário censurar os corpos. Impossível. Diziam: usem camisinha, interrompa o coito, pare, e comece novamente! Só diziam isso os ascetas. Sempre dando ordens. E agora? Não se mostre, esconda os lábios, esconda o sorriso. É assim. Você se salva escondendo tudo, barrando a si mesmo. Antes, o desejo; agora, o sorriso. Mas ninguém censura o desejo, ninguém deixa de sorrir, como ninguém interrompe os sentidos e os devaneios do corpo. Mas as censuras protegem. Isso ninguém nega. É necessário sobreviver, é necessário estar incomodando, e só seremos impertinentes se nos prevenirmos; aliás, se barrarmos os avanços dos nossos corpos. Não há outra forma de incomodar. Não sei que nome dar a isso, que conceito. Entretanto o sociólogo Edgar Morin diz que são as ambiguidades da vida.

Porém, temos que sobreviver para falar aos censores: "não perturbem". E vencer. Temos que vencer os teólogos do absurdo. Ninguém nos calou, ninguém nos calará. Então protejam-se. A autocensura é uma das incoerências para nos mantermos vivos, e permitir o grito. Antes camisinha, agora máscara. É assim. Até que vacinas apareçam. É a biopolítica, é o controle da sexualidade e da morbidade. Mas vamos resistir. Devemos dizer: aqui estamos, terão que nos engolir! Quantos são os véus que nos fazem sobreviver! Mas somos insistentes. Enquanto isso... olho pela janela e vejo o movimento dos mesmos corpos, e penso no envelhecimento. Envelhecer é ter a certeza que o tempo a ser vivido é infinitamente menor que o passado. Ou quando as lembranças são maiores que o amanhã desejado. Por isso, penso o que fazer com o tempo, com esse que vivo, e por isso me pergunto: se, no fim desses dois anos de distanciamento, eu me defrontar com o nada? Não direi que valeu o sacrifício! Pois, as únicas certezas que tenho são: corpos inertes nada dizem, e quanto mais velhos ficamos, mais precioso é o tempo. Por isso, procuro entender o que leva alguns senhores a continuarem frequentando o bar da esquina, sem máscaras e sem medo da contaminação por esse tal Sars-coV-2. Talvez tenham medo do silêncio, do pouco tempo que lhes resta, e do nada que nos aguarda. Por isso essa persistência ou, quem sabe, negligência que esses senhores demonstram, eu comentei com um amigo. E ouvi: "meus pais têm mais de 65 anos, talvez a mesma idade que eles, estão em casa, de quarentena, e não saem nem para ir à padaria". Como eu conheço a vida que os pais de meu amigo levam, respondi: "acontece meu caro, é que seus pais já estavam de quarentena". Entretanto, para todos, ainda digo: resistam, não negligenciem o perigo, a contaminação está presente, e o blues e o samba são belas provas de resistência, quando só há palavras como armas.

PERGUNTAS

A pergunta que faço... a mim, e a todos que dizem ser contra a violência ou não serem violentos, é: o que é violência? Para ti... o que é ser violento? O que é violentar? Já se perguntaram que há pessoas que se sentem violentadas pelos seus pequenos atos? Para você, não sei, talvez nem você saiba o que é violentar, embora se arrogue o direito de não ser violentada; e já se perguntou se violentou alguém? E, com justiça, ninguém quer ser violentado. No entanto, embora eu ouça: "professor te amo", ouço essas palavras com o coração aberto, e apertado. Porque, às vezes, elas brotam de pessoas que não usam máscaras, não seguem a rigidez das regras sanitárias; mas dizem que me amam. Então... gostaria de dizer-lhes que amar alguém acima dos 50-anos, ou em qualquer faixa etária, é não os violentar. E, não usar máscara, não respeitar as regras sanitárias, é continuar violentando aqueles a quem você diz: te amo!

Talvez, no fundo de tudo, exista uma hipocrisia implícita que, inconscientemente, diz: "te amo!". Mas, que não se importa com o tempo que ainda me resta, pois se você se importa com minha vida, resguarda-te, e a mim também. Não, no fundo não há empatia entre gerações, entre classes, e entre bairros. O hedonismo nos aparta, nos torna insensíveis, e coveiros da empatia. É bem provável que a pulsão de morte seja maior do que a coragem de dizer: te amo. Amar é preservar, e preservar exige sacrifício. Ninguém se sacrifica pelo outro. Então... pensem duas vezes ao dizerem: "te amo!". E não usar máscaras, é não me amar, é violentar meu direito a vida, e minha estreita tranquilidade. Afinal, já ouvi muita gente dizendo:

"quem gosta cuida!". Mas não usam máscaras, me convidam para um café, umas doses, e até algo mais. Por isso eu digo: cuidem-se, protejam-se, pois, os interesses e gestos de carinho em tempos de contaminação e radicalização política, podem ser mortais. Diante desses gestos, me pergunto: que "diaxo" de amor é esse... que pode me matar! Será um tipo de amor esquizofrênico? Entretanto, penso que a pior "coisa" da solidão é nos acostumarmos com ela, mas a melhor é que em época de isolamento social, de pandemia, você lentamente adquire antídotos; mas caso você possua uma pele dura, devido aos anos de isolamento a que fora submetido de forma voluntária, ou involuntária, então isolar-se torna-se mais fácil.

Bem, se a extrema-direita queria o caos, ela conseguiu. Administrar rumo ao caos é mais fácil que segurar conquistas sociais, e avanços políticos. Entretanto, as conquistas quase sempre criticamos, dizendo: o governo poderia ter avançado mais! Criticamos, porque paz para uns é condição para o exercício do pensamento crítico, mas é zona de conforto para aqueles e aquelas que nunca tiveram descanso. Mas todas as zonas de conforto acabaram, a paz evaporou, e a guerra tornou-se regra. E como nunca houve zona de conforto para a população afrodescendente, e a tranquilidade é a única coisa que eles desejam, o desespero bate à janela. Mas quem sabe, ou imagina o que é ser negro? Ser negro é não ter zona de conforto, nem paz. Ser negro é resignar-se, não se apegar aos pequenos luxos, temer os homens de farda, os engravatados, e as mães e pais da elite, que desfilam de verde e amarelo, aos domingos, antes de irem ao clube social, ao bingo beneficente, ou almoçar fora, depois de gritarem: "fora comunista, vão pra Cuba, vermelhos!". Percebem que o velho sertão, tranquilo e bucólico sempre foi para poucos? Foi lapidado para as elites descansarem, alimentarem-se, e depois fazerem a cesta.

Riobaldo, conversando com outro sertanejo, disse: "se o diabo vier pro sertão que ele venha armado". Isso é saber. Então, se vier para a luta política, nesse sertão varonil, que venha armado. E, as armas, podem ser várias, até as poesias.